DU SUICIDE

PAR STRANGULATION SANS SUSPENSION,

PAR

N. JACQUIER.

TROYES.

BOUQUOT, IMPRIMEUR-LIBRAIRE, RUE NOTRE-DAME, 86.

1851.

DU SUICIDE

PAR STRANGULATION SANS SUSPENSION.

DU SUICIDE

PAR STRANGULATION SANS SUSPENSION,

PAR

N. JACQUIER,

Médecin à Ervy (Aube), Membre du Jury médical de l'Aube,
Membre correspondant des Académies de médecine et de chirurgie de Strasbourg,
Montpellier, Lyon, Angers, Dresde, Leipsick,
Madrid, etc.

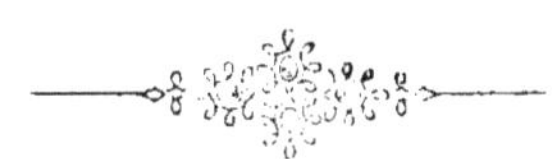

TROYES.

BOUQUOT, IMPRIMEUR-LIBRAIRE, RUE NOTRE-DAME.

1851.

DU SUICIDE

PAR STRANGULATION SANS SUSPENSION.

Il n'y a pas long-temps encore, l'opinion des personnes étrangères à la médecine, celle même de plus d'un médecin d'ailleurs recommandable, étaient que la mort par suspension ne pouvait avoir lieu que quand le corps était complètement détaché du sol. Quelques cas de pendaison, dans lesquels les pieds touchaient à terre, n'étaient bien jugés que par les hommes de l'art les plus versés dans la médecine légale, ou exempts de prévention sur la matière. Aux yeux des autres, ils étaient suspects ou mal observés. On se rappelle encore tout ce qui a été dit au sujet d'une mort violente de cette nature chez un haut personnage, peu après les événements de 1830, et quelles explications l'esprit de parti en avait voulu donner.

Depuis, l'attention des médecins légistes s'est portée sur cette question importante, sans nul doute par suite de l'événement auquel nous venons de faire allusion, mais, aussi, par cette tendance de notre époque à tout approfondir. Un mémoire remarquable (1) sous le double rapport de l'instruction et du raisonnement vint, en 1831, éclairer l'opinion sur les causes réelles de la mort du prince de Condé; en sorte que la vérité s'était déjà fait jour sur le sujet et que les idées étaient bien modifiées, quand parut l'intéressant travail de M. Du-

(1) Examen médico-légal sur les causes de la mort du prince de Condé. Annales d'hygiène et de médecine légale. Janvier 1831.

chesne, intitulé : *Recherches statistiques et légales sur la strangulation*, ou *Recueil d'observations de suspension incomplète*, et inséré dans les Annales d'hygiène publique et de médecine légale, mois de juillet et d'octobre 1845.

Il résulte de ce travail auquel le temps viendra chaque jour donner une valeur nouvelle (1), et c'est un fait désormais acquis à la science, *qu'il n'est pas besoin du poids de tout le corps pour donner la mort par strangulation; qu'elle peut tout aussi bien avoir lieu les pieds posant à terre, dans toute leur longueur, et les genoux fléchis, ou bien, les extrémités inférieures étant alongées sur la terre, et le siége élevé à quelques centimètres au-dessus; qu'enfin on l'a même observée le corps reposant tout entier sur un plan incliné*. Que cela s'explique par la nature des sensations qu'éprouve alors le patient, par sa persistance dans des idées de destruction, ou par la perte instantanée de la connaissance, ce qui lui ôte les moyens de salut, c'est ce que nous ne nous arrêterons pas à examiner, cette discussion étant étrangère à notre sujet.

De cette question complètement jugée aujourd'hui nous passerons à une autre de la même catégorie, puisqu'il s'agit toujours de l'asphyxie par strangulation, mais moins avancée, et dont personne, que nous sachions, ne s'est occupé d'une manière toute particulière, nous voulons parler du *suicide par strangulation sans suspension*.

Il est bien vrai que M. Duchesne, dans le cours de son travail (Observations 16, 21, 35 et 46), en rapporte plusieurs exemples puisés à diverses sources; que, vers la fin, il en indique sommairement trois ou quatre autres : mais il ne les distingue ni par le titre de son mémoire, ni par la place qu'il leur y donne, ni par des conclusions qui leur soient particu-

---

(1) Il n'est guères de médecins chargés des fonctions d'experts dans une circonscription un peu étendue qui n'aient à ajouter plusieurs faits aux cinquante-huit observations de M. Duchesne. Pour notre propre compte, nous en avons recueilli bon nombre qui pourront trouver place ailleurs, et dont quelques-uns ne sont pas sans intérêt.

lièrement applicables (1). Pour le lecteur, toutes les observations paraissent se rapporter à un seul et même ordre de faits; tandis qu'en réalité ces faits sont essentiellement distincts, sinon quand aux résultats qui sont toujours l'asphyxie et l'apoplexie, et souvent l'une et l'autre, au moins par les circonstances qui accompagnent le suicide, par le mode d'exécution, par les traces qu'il a laissées, et par l'opinion, à cet égard, du vulgaire et de bon nombre de médecins.

Et avant d'aller plus loin, pour ne laisser aucun doute sur la question qui nous occupe, qu'il soit bien entendu que nous ne voulons parler que de la strangulation exercée sur soi-même à l'aide d'un lien quelconque placé autour du cou et le serrant avec plus ou moins de force, et non de l'action de la main nue, de l'étranglement proprement dit. La perpétration du suicide de cette dernière manière nous parait impossible, car si ce n'est la douleur qui vient faire lâcher prise et ramener la respiration et la vie, le même résultat est inévitablement la conséquence de la perte de connaissance. Ce serait une erreur complète que d'arguer de l'instantanéité de la mort dans la strangulation par un lien entourant le cou, pour en admettre aussi la possibilité par l'étranglement à l'aide des mains. Dans le premier cas, comme nous le répéterons plus loin, il y a, par le fait d'une constriction circulaire, suspension simultanée de la respiration, de la circulation sanguine cérébrale, et, probablement aussi, suspension de l'action des nerfs de la huitième paire et de tous les filets nerveux qui président

---

(1) Ces conclusions, au nombre de trois, sont ainsi conçues :

1° Le suicide par strangulation, la suspension étant incomplète, est un fait acquis et appuyé sur des observations nombreuses et authentiques ;

2° Le suicide par strangulation doit être admis, quelle que soit la position où on trouve le corps, lors même qu'il reposerait sur les deux pieds dans toute leur longueur ;

3° Les sensations éprouvées par ceux qui se pendent, sont telles qu'ils ne peuvent pas ou ne veulent pas arrêter l'exécution de leurs projets.

aux fonctions du cœur et des poumons; de là une syncope (1) qui vient se joindre à l'asphyxie et à l'apoplexie. La main seule, les deux mains même, appliquées sur soi-même, ne pouvant arrêter en même temps, et jusqu'à ce que mort s'ensuive, et la respiration et la circulation, l'étranglement volontaire n'est donc pas plus admissible en médecine légale que la suffocation également volontaire à l'aide des deux mains appliquées sur la bouche et le nez. Quant à nous, nous ne connaissons aucun fait qui vienne détruire cette assertion ou même élever le moindre doute à cet égard. Après cette explication, qui était indispensable, revenons à notre sujet.

Si l'on parcourt les ouvrages de médecine légale les plus récents et les plus estimés, on y trouve, posée en principe, la possibilité du suicide par strangulation proprement dite; mais les faits sur lesquels cette décision est basée sont en si petit nombre qu'ils forment une bien faible exception au milieu des homicides multipliés avec lesquels ils ont tant de ressemblance. En sorte qu'après les avoir cités, après avoir établi le principe qu'ils en ont fait découler, les auteurs des ouvrages dont nous venons de parler n'en expriment pas moins une défiance extrême, et bien naturelle dans l'état de choses actuel, *sur les traces de corde horizontale existant au cou.* Suivant eux, la direction circulaire du sillon est plutôt le propre de

---

(1) On peut donc admettre dans la strangulation, comme dans la submersion, en général, des causes de mort qui agissent isolément, ou réunies ensemble, et qui sont l'apoplexie, l'asphyxie et la syncope.

Quant aux signes auxquels on les reconnaît après la mort, ceux de l'apoplexie et de l'asphyxie sont trop connus pour que nous nous y arrêtions. La syncope, si elle existe seule, n'en laisse aucun. On ne peut même, à cet égard, tirer aucune induction de la quantité de sang contenu dans le cœur, car elle varie selon que la mort a surpris cet organe dans les mouvements de diastole ou de systole des cavités droites ou gauches.

Une vive terreur, un saisissement subit et violent, une douleur excessive, une compression vive et forte du cou arrêtant l'action des nerfs vagues et des filets allant aux plexus cardiaques, telles sont les causes physiques et morales de la syncope. Ainsi s'explique la mort subite d'individus retirés de l'eau, aussitôt après y être tombés, et de pendus ou d'étranglés secourus à l'instant même de la strangulation.

l'homicide que du suicide, *et la situation de ce sillon à la partie inférieure du cou établit les plus fortes présomptions du dernier de ces crimes.*

Dans cet état de choses si bien fait pour ajouter à l'embarras où se trouvent trop souvent les magistrats et les experts qu'ils appellent à leur aide, nous avons cru faire quelque chose d'utile, et, avec moins de matériaux, toutefois, continuer l'œuvre de M. Duchesne, en recueillant le plus grand nombre possible de faits de strangulation sans suspension. Pas plus que cet honorable confrère, nous n'avons eu la prétention d'avoir fait ce qu'on appelle du nouveau, d'avoir appris aux praticiens d'un certain ordre quelque chose qu'ils ne sussent pas encore; mais, comme lui, nous avons voulu appeler l'attention de tous les hommes de l'art sur un point de doctrine peu connu de beaucoup d'entr'eux ; nous avons voulu attaquer une prévention dangereuse pour la société, par la réunion, dans un seul cadre, de plusieurs faits connus, mais épars dans divers ouvrages, et par la publication d'autres faits inédits et d'une valeur réelle ; enfin, notre désir a été de concourir, pour notre part, à faire aussi passer à l'état de chose jugée pour tout le monde, la question traitée dans ce mémoire.

De nos observations, les unes sont extraites de traités sur la médecine légale, ou de recueils périodiques; d'autres, auxquelles nous ajoutons toute croyance, à cause de leur source, nous ont été communiquées. Une seule a été recueillie par nous-même, il y a quelques années.

OBSERVATION Ire.

Le général Pichegru, impliqué dans une conspiration contre le premier Consul, et enfermé sous la prévention de complicité dans ce complot, prévint les suites d'une condamnation par un suicide. On le trouva étranglé dans sa prison avec sa cravate qu'il avait serrée autour du cou à l'aide d'un fragment de menu bois de chauffage faisant office de garrot ou tourniquet. Ce brin de bois était arrêté derrière l'oreille, et le général étendu à terre et couché sur le même côté.

Nous nous contenterons de ce simple énoncé d'un fait qui

appartient aujourd'hui à l'histoire, et sur la véritable nature duquel l'opinion est depuis long-temps fixée, malgré toutes les calomnies auxquelles il a donné lieu dans le temps.

OBSERVATION IIe.

Un homme est trouvé dans un fenil, étranglé à l'aide d'un mouchoir serré autour de son cou par un billot. La société de médecine de Lyon, à laquelle Desgranges a fait communication de ce fait en décembre 1810, est consultée à ce sujet par le tribunal qui ne veut lui donner aucun détail particulier sur la manière dont l'événement s'est passé, et elle n'en accorde pas moins la possibilité d'un suicide.

FODÉRÉ, t. III, p. 172, 2e édition. (*Cette transcription est littérale, comme celle de tous les faits que j'ai empruntés.*)

OBSERVATION IIIe.

Un vieillard, dans un hospice de charité, se regardant sans doute comme malheureux, s'est suicidé de la même manière avec l'anse d'un pot de terre qu'il avait cassé pour servir de billot. On le trouva couché dans son lit, la face tournée contre le matelas, le menton déchiré par les fragments du pot comprimé par le poids de sa tête : la tête était noire, la face tuméfiée, les lèvres grosses, avec la salive sanguinolente, etc., etc.

FODÉRÉ, t. III, p. 173, 2e édition.

OBSERVATION IVe.

Un mélancolique se serre fortement le cou avec deux cravates, dont l'une fait trois fois le tour du cou et offre trois nœuds sans rosette, correspondant à l'épaule droite, et dont l'autre ne fait que deux tours, et se trouve fixée par devant avec deux nœuds sans rosette. Cet homme est trouvé mort dans sa chambre, les extrémités inférieures en travers de son lit, le reste du corps penché en dehors, la tête appuyée sur le sol, à la renverse, la face tournée en haut. Le visage est fortement tuméfié ; une grande quantité de sang s'est écoulée par le nez. Ces cravates, fortement appliquées sur le cou, y ont laissé une dépression ; la peau est livide sous ces dépressions, et, au contraire, violette dans leur intervalle. Il faut bien reconnaitre que la strangulation avait été le résultat d'un suicide.

Communiqué à l'Académie de Médecine, par M. Villeneuve. Orfila, *Traité de médecine légale*, t. II, p. 380.

OBSERVATION Ve.

Alexis Thérèse, âgée de 45 ans, atteinte de folie avec penchant au suicide, est reçue à l'Hôtel-Dieu dans les jours gras de 1835, pour une fièvre intermittente. Dans la nuit du 15 au 16 mars, après un accès qui eut lieu au milieu du jour précédent, la veilleuse, passant près d'elle, la trouve fortement penchée sur le côté gauche du lit ; craignant qu'elle ne tombât, elle voulut la relever, mais elle ne respirait plus et avait le cou fortement serré par un fichu plié en cravate. Un premier tour, très-serré, avait été formé en ramenant le mouchoir d'arrière en avant; un nœud simple avait été fait, et les deux chefs de la cravate ayant été portés d'avant en arrière, avaient servi à faire un second tour arrêté également par un nœud simple. La conjonctive et les paupières étaient fortement injectées et œdémateuses. Une ecchymose s'observait à la partie antérieure et un peu latérale gauche du cou.

Il ne peut exister, à l'occasion de ce fait, absolument aucune suspicion d'homicide, et cependant Thérèse était tellement estropiée, qu'elle pouvait à peine se servir de la main droite. Si, au lieu de se suicider dans une salle de malades, Thérèse eût exécuté son funeste dessein dans un lieu solitaire, quelle forte présomption n'eût pas résulté de l'état de la main, pour faire soupçonner un assassinat ! On voit ce qu'aurait eu de valeur une semblable présomption.

Devergie, *Médecine lég.*, t. II, p. 498.

OBSERVATION VIe.

Catherine D***, âgée de 25 à 26 ans, des environs de Meaux, a été trouvée morte dans la journée du 9 juillet 1817, couchée à plat ventre sur son lit, la face en dessous et le cou entouré d'une jarretière de laine passée deux fois, et arrêtée à sa partie antérieure et moyenne par deux nœuds simples fortement serrés l'un sur l'autre

Le cadavre n'offrait d'autres traces de lésion externe qu'un sillon circulaire, situé horizontalement à la partie moyenne du cou, d'une couleur verdâtre, plus prononcé à la partie antérieure où l'on voyait une petite plaie contuse du diamètre d'un centime. Ce sillon, en général peu profond, offrait encore quelques phlyctènes et quelques ecchymoses légères qui indiquaient assez que l'application de la jarretière avait été faite pendant la vie; à sa partie postérieure, il était presque effacé.

La seule question, dit M. le docteur Saint-Amand, de Meaux, auquel est due la communication de ce fait, qu'il soit important de résoudre dans ce cas intéressant, se réduit à ceci : Catherine D*** a-t-elle pu s'étrangler elle-même? Bien que la chose paraisse difficile, nous n'hésitons pas à nous prononcer pour l'affirmative, etc., etc.

Annales d'hygiène publique et de médecine légale, t. II, 1829.

OBSERVATION VIIe.

En 1830, un nommé G***, employé au télégraphe, est trouvé mort sur son lit. Il est à genoux, le corps plié en deux, la tête appuyée sur la couverture. Le cou est entouré d'un caleçon de toile, dont les jambes sont tournées deux fois autour du cou, et arrêtées en devant par deux nœuds simples fortement serrés.

Le cadavre n'offrait aucune trace de lésion extérieure; le cou portait à peine l'empreinte des plis du caleçon. La face était gonflée et fortement injectée et de couleur livide; il s'était écoulé de la bouche et des narines une grande quantité de mucosités sanguinolentes; les lèvres étaient de couleur violacée, les dents fortement serrées. La révolution de Juillet, qui avait eu lieu quelques jours auparavant, l'avait si péniblement affecté, qu'il avait voulu se tuer avec une arme à feu; un de ses camarades l'en avait empêché. La strangulation avait été exempte de douleurs et de contusions, car son lit était adossé à une cloison contre laquelle était placé, dans une autre chambre, le lit d'un individu malade privé de sommeil, et qui ne s'était pas levé de la journée ; il n'avait remarqué aucun bruit extraordinaire. Le suicide ne peut être mis en doute.

Ces observations, ajoute M. Lhuillier, prouvent, il me semble, l'instantanéité de la syncope et de l'asphyxie.

Mém. de M. Duchesne. *Annales d'hygiène*, etc. Oct. 1845, p. 349, obs. 35.

OBSERVATION VIIIe.

Un étranger, âgé de 32 ans, est amené, il y a quelques années, dans une maison de santé, et les parents, en annonçant une grande propension au suicide chez ce malade, le recommandent d'une manière toute particulière. Cet étranger venait de faire un assez long voyage ; il demande à se coucher, mais on lui met à ses côtés deux domestiques qui ne doivent pas le quitter d'un instant.

Deux heures après, notre étranger fait demander le directeur et lui dit que, d'après la recommandation qui lui a été faite, il comprend parfaitement la surveillance dont il est l'objet, mais que ses deux gardiens, placés si près de lui, l'empêchent de dormir.

On donne l'ordre aux gardiens de se promener, mais de ne pas quitter la chambre une seule minute.

Deux heures après, le directeur revient voir son nouvel hôte : il lui parle, point de réponse ; il le secoue, même silence ; il enlève alors les draps, et il s'aperçoit que son malade s'était étranglé.

Il avait déchiré lentement et sans bruit une bande de toile du devant de sa chemise, l'avait tordue fortement pour en faire une corde, puis, progressivement et sans que ses gardiens l'aient remarqué, il avait placé cette corde autour de son cou, avait fait un nœud simple en avant, et avait serré avec force en tenant les deux bouts entre le pouce et l'index de chaque main. C'est dans cette position qu'il fut trouvé, ayant expiré sans douleur apparente, sans bruit, sans secousse appréciable.

Mém. de M. Duchesne. *Annales d'hygiène*, etc. Oct. 1845, p. 355, obs. 46.

OBSERVATION IXe.

En juin 1810, M. C....r, de Lyon, élève en pharmacie, attaché à l'un des premiers hôpitaux de la capitale, se rend coupable d'un larcin. Il s'aperçoit que sa faute est découverte, et, pour échapper aux poursuites auxquelles il s'est exposé, il se retire dans une chambre qu'il habitait en ville.

Surpris de ne point le voir reparaître au moment où on l'attendait pour subir un examen de réception, quelques-uns de ses amis arrivent à son hôtel : après avoir appelé et frappé en vain à sa porte, ils font prévenir le commissaire de police par les ordres et en présence duquel la chambre est immédiatement ouverte. En y entrant, on aperçoit C....r en chemise, assis sur son lit, le dos appuyé contre une des quatre colonnes qui en supportaient le ciel. Une anse de corde, arrêtée par un nœud, entourait en même temps le cou de C.... et la colonne du lit; et, pour déterminer la strangulation, le malheureux avait passé dans cette anse et serré avec force un petit bâton faisant office de garrot, que sa main droite retenait encore derrière l'oreille du même côté.

La vie était complètement éteinte.

Ce fait nous est raconté par M. Jacotot, pharmacien et habitant honorable de la ville d'Ervy. Il était contemporain d'études de C.... et son camarade de service au même hôpital.

OBSERVATION X^e.

En 18.., M. X***, officier général dans nos armées, fut atteint d'aliénation mentale avec penchant au suicide, et placé par sa famille, pour y être traité, dans une des premières maisons de santé de la capitale. Le directeur de l'établissement, averti que M. X*** avait déjà attenté plusieurs fois à ses jours, qu'il témoignait toujours le plus grand regret de n'avoir pu réussir, éloigne avec soin de lui tout ce qui peut servir à l'exécution de son funeste projet, et attache à sa personne deux gardiens chargés de le surveiller jour et nuit, et de ne pas perdre de vue un seul de ses mouvements.

Le malade se plaint d'abord de ce qu'il appelle une torture de chaque instant, puis, voyant qu'il n'y gagne rien, il affecte plus de calme, moins d'exaspération dans ses paroles, dans ses gestes : il déclare se sentir l'esprit plus tranquille, ce qu'il persuade à ses gardiens, en les suppliant de ne pas tenir toujours leurs yeux fixés sur lui. Il prétexte même un besoin de sommeil, demande à se coucher et feint de s'endormir. Quelques instants après, ses gardiens, qui s'étaient promenés dans la chambre, en détournant leurs regards de sa personne pour éviter de faire revenir son état d'irritation habituelle, s'il venait à ouvrir les yeux, s'approchent de son lit et s'aperçoivent qu'il n'existait plus. Un quart-d'heure lui avait suffi pour déchirer le pan antérieur de sa chemise, qui était de batiste, en faire une corde, se l'appliquer autour du cou, en-dessous des couvertures, la serrer par un double nœud et s'étrangler à l'instant même, sans le moindre bruit, sans nul signe de douleur. Tout secours fut inutile.

Il existe entre cette observation et la huitième de ce mémoire, 46e de celui de M. Duchesne, une telle analogie qu'on est disposé à les considérer toutes deux comme étant la même, racontée autrement, mais avec les mêmes circonstances importantes. Nous n'affirmerions pas le contraire. Quoiqu'il en soit, nous devons le fait qui nous est propre à l'obligeance de M. le docteur Girard, médecin de la plus haute distinction, et directeur de l'asile des aliénés de la ville d'Auxerre. M. Girard, attaché alors à la maison où s'est passé l'événement, en a été témoin et ne l'a jamais communiqué qu'à nous, et encore, avec la réserve dont les égards dus à la famille du défunt lui faisaient un devoir. Ce médecin m'observe d'ailleurs, dans une de ses lettres, que la ressemblance existant entre ces deux observations n'a rien qui doive surprendre. Il suffit, me dit-il, que des monomanes, avec penchant violent au suicide, soient surveillés incessamment pour qu'il leur vienne les mêmes idées sur les moyens de se détruire qui restent seuls à leur disposition; c'est ainsi qu'il a vu une maniaque de ce genre essayer de s'étrangler avec un cordon de tablier, au milieu d'un atelier de couture où elle travaillait. On ne s'était aperçu de son action, tant elle avait pris soin de la cacher, que par la tuméfaction et la rougeur de la face, et bien juste à temps pour lui porter secours.

A la suite du même fait, M. Girard ajoute ce qui suit :

« Une tentative à peu près du même genre vient d'être faite » par une de nos malades qui était parvenue, au moyen » de bouts de cordon noués entr'eux, à former un lacs qu'elle » avait passé autour de son cou, et qu'elle serrait fortement » sans proférer une plainte.

» On ne s'aperçut de l'asphyxie que par l'aspect livide de la » face. La malade était dans son lit placé à l'infirmerie. Des » soins prodigués à temps ont fait avorter son entreprise, qui » eût eu un plein succès sans cette circonstance. »

OBSERVATION XIe.

Le mendiant Simon, auteur de l'incendie de St.-Maurice-sur-Fessard, s'est suicidé le 1er octobre au soir, dans la maison d'arrêts de Montargis où il était détenu. Il s'est donné la mort par un genre de strangulation dont les exemples doivent être extrêmement rares. On l'a trouvé couché dans son lit, la tête dépassant la paillasse. Il avait autour du cou un bout de cuir à peine assez long pour l'entourer, paraissant provenir d'une vieille bretelle ou d'un tour de coiffe de chapeau, et sa main droite, encore près de sa tête, tenait un petit bâton qui avait servi de tournant.

Tel est le fait qui est rapporté dans le journal la *Presse*, le 21 octobre 1846. L'auteur de l'article le fait suivre de réflexions sur la force de volonté qui a dû être nécessaire pour amener une strangulation complète, et d'un rapprochement entre cette mort et celle de Pichegru, qui avait donné lieu à tant de commentaires.

On conçoit sans peine que, quand il s'agit de faits pouvant servir à établir un point de doctrine et des règles de conduite en médecine légale, on veuille quelque chose de plus qu'un article de journal politique où on recueille, souvent sans contrôle, tout ce qui peut flatter la curiosité des lecteurs. Aussi avons-nous voulu nous procurer le rapport des hommes de l'art dans l'affaire du nommé Simon; mais nos démarches n'ont pas eu le succès que nous en attendions. M. le Juge de Paix de Montargis, auquel nous nous étions adressé à cet effet, nous a répondu, dans une lettre en date du 21 juin dernier, que le suicide de Simon avait eu lieu réellement pendant l'instruction de son affaire, dans sa prison, et avec les circonstances rapportées dans la *Presse ;* qu'il n'y avait eu ni visite ni rapport de médecins, ce dont il témoigne son étonnement, mais seulement un procès-verbal de la gendarmerie de la ville, sur le rapport du geolier.

Nous laissons le lecteur apprécier la valeur réelle de ce fait qui, pour nous, rentre tout-à-fait dans la classe de ceux qui nous occupent. Quant à celui qui va suivre, il est revêtu de tous les caractères d'authenticité désirables.

OBSERVATION XIIe.

Le 24 février 1847, le nommé Antoine Maître, vieillard octogénaire, du hameau de Forêt-Chenu, commune de St.-Phal, département de l'Aube, vient à Ervy, chef-lieu du canton, soumettre au Juge de Paix un différend qu'il a avec ses enfants au sujet d'une pension alimentaire qu'ils doivent lui payer.

L'affaire est décidée contrairement à ses désirs. Il devra quitter le toit qui l'a vu naître, et où il a passé toute sa vie, pour aller habiter et vivre tour-à-tour chez chacun de ses enfants. La vive irritation qu'il a manifestée pendant la discussion et après le jugement se calme toutefois : il revient assez tranquille en apparence, avec deux de ses enfants, et arrive chez lui, à la chute du jour, après s'être arrêté, chemin faisant, pour prendre un verre de vin avec ses compagnons de voyage auxquels il n'a témoigné aucune mauvaise humeur.

Peu d'instants après son arrivée, tous ses enfants, deux filles et trois garçons, étaient rentrés au pays, les uns chez eux, les autres chez des voisins, tous en compagnie d'autres personnes. L'instruction, faite avec un soin et une intelligence extrêmes, constate cette particularité importante.

Il était presque nuit lorsque Maître sortit d'une maison séparée de la sienne par une cour seulement, et rentra seul chez lui. Quelques minutes s'étaient à peine écoulées depuis sa sortie quand, de cette même maison, on entendit venir, de la sienne, le bruit d'un corps sonore tombant à terre, bruit auquel on ne fit pas alors attention. Un quart-d'heure après sa disparition, la femme Erard, l'une de ses filles, qui l'attendait pour souper, entre dans sa chambre qu'elle est surprise de trouver ouverte, sans y rencontrer personne. Elle appelle son père et n'obtient pas de réponse; elle rencontre à ses pieds une scie tombée à terre et démontée. Effrayée de toutes ces circonstances, elle court à la maison du voisin et revient avec une lumière et accompagnée de quelques personnes qui se trouvaient là. C'est alors qu'on aperçut, gisant à terre, au-dessous d'une corde attachée au plancher, le corps de Maitre qui donnait encore de faibles signes de vie. Apèrs d'inutiles efforts pour lui faire avaler un peu d'eau-de-vie, il expira presqu'aussitôt et fut porté tout habillé dans son lit où le trouva le Juge de Paix quand il vint, le lendemain, dresser procès-verbal de l'événement. Voici le rapport qu'il reçut des mains des hommes de l'art, requis pour constater le genre de mort :

» Nous, soussignés, N. Jacquier, docteur en médecine de la » faculté de Paris, chirurgien juré près les tribunaux de l'ar» rondissement de Troyes, et M. Crépinel, officier de santé do» micilié à St.-Phal, canton d'Ervy, rapportons que, cejourd'hui » 26 février 1847, heure de dix du matin, nous nous sommes » transportés, en vertu d'un réquisitoire de M. le Juge de Paix » du canton, signé Pataille, et en compagnie de ce magistrat, » au hameau de Forêt-Chenu, canton d'Ervy, à l'effet de pro» céder à la visite et à l'examen du cadavre du nommé Antoine » Maitre, trouvé mort chez lui dans la soirée du 24 courant, et » de dresser procès-verbal des causes de cette mort; qu'arrivés » sur les lieux, au domicile dudit Maitre, nous avons vu :

» 1°. Le cadavre de cet individu, que nous connaissions tous » deux, couché dans son lit et couvert de tous ses vêtements.

» 2°. Dans le fond de la chambre, une corde de la grosseur » d'une forte plume d'oie, attachée solidement et par plusieurs » tours à l'une des solives du plancher, puis retombant à » 20 centimètres du sol par ses deux chefs ou bouts qui pen-

» daient parallèlement à côté l'un de l'autre, sans connexion » entr'eux et sans trace aucune de nœud ou de lacet coulant, » Cette double corde présentait, à environ 20 centimètres du » sol, quelques flexuosités ou ondulations.

» 3°. Une petite pièce de bois plate, semblable à ce que les » ouvriers appellent une clé de scie, tombée à terre à peu de » distance d'une petite table de bois sur laquelle étaient une » croix aussi en bois, avec un Christ, et, à côté, le chapeau et » la cravate de Maître. Cette table était près de la corde, et » la petite pièce de bois était tombée à peu de distance, et à » gauche, en faisant face du fond de l'appartement à la porte » d'entrée.

» 4°. Plus près de cette porte, on voyait, tombée à terre, » une scie démontée, c'est-à-dire sans corde ni clé.

» Les renseignements suivants nous furent ensuite donnés » par les enfants et les voisins de Maître sur les circonstances » de sa mort :

» La femme Erard (voir la relation ci-dessus).

» Ces renseignements obtenus, nous avons passé à l'examen » du cadavre qui nous a présenté les faits suivants :

» 1°. Nulle trace de déchirure suspecte aux vêtements qui » furent enlevés les uns après les autres.

» 2°. Un état de décomposition assez avancée du corps, ma- » nifestée par des ecchymoses cadavériques fort étendues aux » parties déclives du tronc et des extrémités; à la partie supé- » rieure et antérieure de la poitrine, des plaques d'une teinte « rosée, signe assez fréquent de l'asphyxie.

» 3°. Rigidité cadavérique très-prononcée. Mâchoires serrées » et rapprochées. Langue à sa place ordinaire et dans l'état à » peu près normal. Extrémités inférieures et supérieures » raides et contractées. Le poignet gauche paraissant porté et » fixé dans l'adduction au moment de la mort.

» 4°. Nulle marque de violences, ni de coups au tronc, aux » extrémités ou au crâne.

» 5°. La face pâle et sans tuméfaction notable. Une légère » excoriation, de deux ou trois centimètres de long, avec effu- » sion de sang au-dessus du sourcil gauche.

» 6°. L'empreinte très-prononcée et très-profonde d'une » constriction exercée autour du cou à l'aide d'une corde » double dont le volume représentait fort bien celui de la » corde fixée au plancher. Cette empreinte était placée au-» dessous de la partie moyenne du cou, et sa couleur était d'un » brun rouge.

» Pour la bien décrire, nous la prendrons en arrière, » au milieu de la nuque.

» Parfaitement circulaire et horizontale à cet endroit, elle » se dirigeait à droite sur le côté du cou, puis revenait » en avant sur le cartilage thyroïde, conservant toujours sa » direction tout-à-fait horizontale. Au-dessous et au niveau » du milieu de la branche gauche de l'os maxillaire inférieur, » elle devenait bien moins apparente et se portait en haut et en » dehors, pour se perdre au-dessous et un peu en avant de » l'oreille. Revenant à la nuque, point de départ de cette des-» cription, on voyait le sillon se porter à gauche, toujours avec » la même direction horizontale, puis en avant et en dedans, » et arriver au-dessous de la branche gauche de la mâchoire » inférieure, et redescendre vers la clavicule où il se perdait » bientôt, comme le faisait l'empreinte ascendente située au-» dessus.

» Prise dans son ensemble, l'empreinte représentait donc un » sillon circulaire situé au-dessous de la partie moyenne du » cou, excepté au-dessous de l'angle gauche de la mâchoire » inférieure, où les deux extrémités divergeaient et allaient se » perdre, l'une, en haut, au-dessous et en avant de l'oreille; » l'autre, en bas, vers la clavicule. Dans leur intervalle, qui » formait une lacune au sillon, la peau était boursoufflée et » froncée ou plissée d'une manière fort remarquable. Il n'y » avait d'ecchymose ni au-dessus ni au-dessous du sillon.

» En nous rappelant la disposition de la corde fixée à la » poutre, la disposition du corps couché à terre au-dessous de » cette corde; en comparant ensuite les traces caractéristiques » de la suspension avec celles que nous avions sous les yeux, » il était évident pour nous que Maître n'était pas mort pendu, » mais étranglé, et probablement, ou plutôt certainement, à » l'aide d'un garrot ou tourniquet, selon toute apparence, avec

» celui que nous avions trouvé à terre à peu de distance de » l'endroit occupé par le cadavre. L'affaire prenait alors un » caractère de gravité particulier, et nous jugeâmes convenable » d'attendre, sans aller plus loin, la coopération d'un troisième » confrère qui devait bientôt venir avec M. le Juge d'instruc- » tion. Le lendemain, 27 février, M. le docteur Carteron-Gréau, » désigné par les magistrats du chef-lieu, était arrivé. L'opéra- » tion fut donc reprise vers dix heures du matin, continuée » par les trois médecins soussignés, en présence du Juge de » Paix, et les faits suivants reconnus :

» 1°. Signes de putréfaction plus avancés qu'hier.

» 2°. Rigidité cadavérique moins forte. Mâchoires toujours » fortement serrées, et langue, comme hier, peu tuméfiée et » à sa place.

» 3°. Absence totale de signes de violences au corps et aux » extrémités.

» 4°. Excoriation de la région surcilière gauche aussi visible » qu'hier.

» 5°. Empreinte circulaire du cou toujours d'un brun rou- » geâtre, toujours aussi apparente qu'hier, excepté dans ses » parties ascendante et descendante où elle se perdait. Le » froncement et le boursouflement de la peau, sous l'angle » maxillaire gauche, presque plus apparents. Le tissu cellu- » laire subjacent au sillon de la corde, dense, affaissé sur lui- » même, et de couleur comme nacrée. Point d'ecchymose en- » vironnante.

Inspection des cavités.

» *Tête.* — Vaisseaux et sinus cérébraux injectés : ces der- » niers contenant un sang noir et fluide. Substance cérébrale » dans l'état normal.

» *Thorax.* — Poumons distendus par l'air, crépitants, » contenant un sang noir assez abondant. Cavités droites du » cœur contenant aussi du sang de même nature. Rien d'a- » normal dans la trachée artère, et les divisions bronchiques » principales. Intégrité et état normal des carotides.

» *Abdomen.* — L'estomac contenant quelques restes d'ali-

» ments, rosé à son intérieur, ainsi qu'une bonne partie du
» tube alimentaire ; ce qui s'observe souvent quand la mort
» survient pendant le travail de la digestion.

» Nulle apparence d'érection, ni d'émission de liqueur sé-
» minale.

CONCLUSIONS.

» Des faits ci-dessus, les médecins soussignés ont conclu :

» 1°. Que Maître était mort par asphyxie et par congestion
» sanguine du cerveau.

» 2°. Que cette congestion et cette asphyxie reconnais-
» saient pour cause la strangulation produite, sans nul doute,
» par une corde double serrée à l'aide d'un garrot.

» 3°. Que ce genre de mort n'implique pas ici, de nécés-
» sité, l'intervention de mains étrangères, comme on serait
» porté à le croire, comme d'autres pourraient peut-être le
» décider en principe ; mais qu'il a bien pu être le résultat
» d'un suicide, Maître, d'une part, ayant déjà tenté, il y a
» nombre d'années, de s'étrangler avec une cravate, et des
» secours lui étant arrivés fort à temps ; ce même homme,
» d'ailleurs, étant d'un emportement et d'une violence de ca-
» ractère qui le rendaient capable d'actions difficilement ad-
» missibles chez d'autres.

» Ces conclusions posées, nous nous permettrons quelques
» explications pour les soutenir et les justifier aux yeux des
» magistrats appelés à en prendre connaissance.

» La possibilité du suicide par strangulation, avec les cir-
» constances figurant dans ce rapport, a, depuis long-temps,
» fixé l'attention des médecins légistes. Le fait de cette nature
» le plus célèbre est celui du général Pichegru (suit une nar-
» ration rapide de ce fait). Un événement assez récent, con-
» signé dans le journal *la Presse*, vient de confirmer la possi-
» bilité d'un suicide réputé impossible pour bien du monde, etc.
» (L'observation du mendiant Simon, Obs. XI, est ensuite
» mentionnée en peu de lignes.)

» N'en est-ce pas là assez pour supposer et admettre que
» Maître, déjà porté au suicide, comme le prouvent ses anté-

» cédents, capable d'une résolution violente et désespérée,
» comme l'établit son caractère ; ne comptant pour rien une
» douleur de courte durée, a pu, restant debout sous la corde
» de la scie fixée à la poutre beaucoup trop basse pour qu'il
» pût s'y pendre, entortiller cette corde autour de son cou, y
» placer la clé de la scie, qui, par ses usages ordinaires, a dû
» naturellement lui donner l'idée de se l'appliquer à lui-même,
» serrer ce garrot avec l'espèce de fureur qui, à l'instant de
» l'action, domine tant de suicides et d'assassins, et amener la
» perte de connaissance, effet ordinairement si prompt de la
» strangulation ; qu'à cet instant où la vie l'abandonnait, le
» garrot lui sera échappé de la main, que la corde se sera
» déroulée, et que son corps, auquel il ne restait plus qu'un
» souffle d'existence, sera tombé à terre en heurtant, soit la
» table, soit l'armoire voisine, ce qui aura produit la petite
» plaie du sourcil ; qu'enfin il aura rendu le dernier soupir en
» s'appuyant sur son coude et en faisant un dernier effort
» pour se relever.

» Ervy, les jour, mois et an que dessus.

» *Signé :* JACQUIER, Paul CARTERON,
» CRÉPINEL. »

OBSERVATIONS XIIIe, XIVe, XVe, XVIe, XVIIe.

Aux douze observations que l'on vient de lire, nous joindrons la simple énonciation de cinq autres faits dont nous n'avons pu nous procurer les détails, mais qui sont tous extraits de l'excellent recueil où nous avons puisé une grande partie de nos matériaux.

« I. Le cas opposé à celui qui précède (l'assassinat par
» strangulation sans suspension) peut aussi se rencontrer ;
» c'est celui dans lequel une suspicion de meurtre s'élève à
» l'occasion d'un individu qu'on a trouvé étranglé, bien que le
» suicide ait été possible. Je parle ici de la strangulation *vo-*
» *lontaire* sans suspension, genre de mort que Metzger a
» regardé d'une manière trop générale comme le résultat d'un
» meurtre. Je me suis, à ce sujet, expliqué dans la note 2 sur

» la mort si connue du général Pichegru, et j'ai rapporté un
» exemple bien démontré de suicide qui avait eu lieu de la
» même manière. »

Extrait d'un mémoire du conseiller-professeur Remer, de Breslaw, intitulé : *Matériaux pour l'examen médico-légal de la mort par strangulation*, traduit des annales de médecine politique de Henke, par le docteur Paris, et inséré dans les *Annales d'hyg. et de méd. lég*, t. IV, p. 166.

» II. Ce cas (de suspension incomplète), auquel je puis en
» joindre un autre encore bien plus frappant, dans lequel un
» homme fut trouvé étranglé sur son lit, dans une position
» tout-à-fait horizontale, au moyen d'une courroie étroite, est
» en contradiction avec la supposition admise par Metzger et
» d'autres savants, que les hommes que l'on trouve étranglés
» dans une position autre que celle d'une suspension incom-
» plète, ne peuvent être considérés comme s'étant donné la
» mort. »

Extrait d'un mémoire du docteur Fleichmann, d'Erlanger, des différents genres de mort par strangulation, t. VIII, des *Annales d'hyg. et de méd. lég.*, p. 429.

III. M. Murat a vu un aliéné qui s'était étranglé dans sa loge avec une corde qu'il serra ensuite et maintint serrée avec un bâton.

Mémoire de M. Duchesne. *Annales d'hyg.*, etc., octobre 1845.

IV. M. Ollivier cite un cas analogue qu'il a observé à Angers : c'était un osselet qui avait fait office de tourniquet.

Même recueil, id., id.

V. M. Macqnart en cite un où le suicide avait employé à cet office une fourchette. Enfin M. Villermé dit que ce mode de suicide est fort commun à Cordoue, où cela s'appelle se garrotter.

Même recueil, id., id.

En accordant à tous les faits que l'on vient de lire le degré de confiance qu'ils nous semblent mériter, et, s'il n'y a pas eu double emploi dans les derniers mentionnés, on peut donc porter à environ dix-sept le nombre connu des suicides *par strangulation sans suspension*, et probablement, il serait bientôt dépassé si une voix partie de plus haut lieu et plus puissante que la mienne, invitait tous les praticiens à publier ce qu'ils ont vu de relatif à ce sujet. L'auteur de ce travail aura atteint son but, s'il a pu contribuer pour sa part à ce résultat.

Quel sujet, en effet, plus digne de l'attention du médecin chargé de guider les recherches de la justice et d'éclairer l'opinion des jurés! Pendant long-temps on regarde comme un fait absolument impossible qu'un individu puisse s'étrangler lui-même complètement et jusqu'à ce que la vie l'abandonne : les raisonnements ne manquent pas, comme de coutume, à venir en aide à l'opinion du jour. Au point où en est la question, il est curieux de se reporter à ce passage de l'article *Strangulation*, du *Dictionnaire des sciences médicales*, par Fodéré :

« Un individu qu'une main étrangère étrangle d'une manière quelconque, perd la force et le sentiment à mesure que l'on serre. Cette dernière considération sert naturellement à résoudre la question de savoir si un individu, quelque résolu qu'il soit, peut achever de s'étrangler, et à y répondre par la négative. On conçoit aisément, en effet, que les mains cessent de serrer avec force au moment où la congestion cérébrale commence à avoir lieu, parce que ce moment est celui où on commence à perdre le sentiment. Néanmoins, il n'est nullement douteux qu'on ne puisse enfin mourir par une tentative de cette espèce, et ce sera lorsqu'après avoir serré, aussi fortement que possible, le billot passé dans le lien, on l'aura disposé de manière à ne pouvoir se relâcher. Ce ne sera pas alors par un étranglement instantané qu'on périra, mais en gênant assez le retour du sang au cerveau pour produire une affection comateuse profonde et soutenue, à laquelle, si on n'est pas secouru, on succombera immanquablement en quelques heures..... Mais dans cette supposition même, le lien n'aura pas laissé de traces bien profondes, car la force a manqué au suicide pour opérer la même constriction qui aurait été opérée par des mains étrangères. »

Dans cette courte citation, que d'erreurs démenties de la manière la plus complète par plusieurs de nos observations, par celle de Maître surtout, N° XII, qui s'étrangle en un instant lui-même, avec une force telle, que la corde, déroulée presque aussitôt, n'en laisse pas moins une empreinte très-profonde trois jours après la mort ! Et cependant, c'est le père de la *Médecine légale française* qui écrivait ces lignes ; et son opinion, alors, faisait loi pour les magistrats et les médecins ! Hâtons-nous toutefois de le dire, peu d'années après, ses opinions s'étaient bien modifiées, et les faits empruntés dans ce travail à sa *Médecine légale*, en font foi. Enfin, il admettait le suicide par strangulation, mais toujours comme un cas exceptionnel et seulement dans certaines conditions.

Un laps de près de quarante ans s'est écoulé depuis cette époque, et il n'a ajouté qu'un petit nombre de faits à ceux connus de Fodéré : aussi, est-il vrai de dire que si quelques praticiens, occupés plus spécialement de médecine légale, les ont envisagés sous leur vrai point de vue, la majeure partie les a ignorés ou mal jugés. On peut donc, avec raison, comparer l'état actuel de la question à celui où se trouvait celle de la suspension incomplète, quand eut lieu la mort du prince de Condé.

Le suicide par strangulation est-il donc aussi extraordinaire, aussi difficile à concevoir et à expliquer qu'on le pense généralement ?

Pourquoi, s'il est aussi facile que la suspension incomplète, est-il plus rare ?

Peut-on le distinguer de l'homicide, avec lequel il a tant de ressemblance en bien des cas ?

Telles sont les questions importantes auxquelles nous allons essayer de répondre

Quant à la première, qu'on se rappelle que, dans la majeure partie des cas de suspension, la mort arrive d'une manière tellement prompte, que ni l'apoplexie ni l'asphyxie ne suffisent à l'expliquer : souvent même on n'en trouve plus de traces après la mort, pas plus que de lésion de la moëlle épinière. Faut-il, dans ces circonstances, dont il existe tant d'exemples, invoquer une apoplexie nerveuse dont l'existence est loin d'être admise? Doit-on, ce qui est plus probable, penser avec M. Fleichman, dont le zèle à expérimenter la strangulation sur soi-même a trouvé peu d'imitateurs, doit-on, disons-nous, penser que la promptitude de la mort a lieu par une forte constriction qui agit sur les nerfs vagues et les filets nerveux allant aux plexus cardiaques, et détermine à l'instant même la cessation de la circulation et de la respiration, en un mot, une véritable syncope? Quoi qu'il en soit de l'interprétation préférée, le fait existe, et cette mort instantanée, résultat si fréquent de la suspension proprement dite, aura lieu tout aussi bien par des efforts de strangulation agissant perpendiculairement au cou, et avec une violence prenant sa source dans un accès de fureur maniaque ou une détermination que rien n'arrête. C'est le cas des Observ. VIIIe, X^e^ et XIIe.

Cette même violence d'action peut ne pas être indispensable pour expliquer la mort, si la constriction suffisante pour produire l'engorgement cérébral, et, par suite, la perte de connaissance, se prolonge plus ou moins long-temps, soit par la position de l'individu, soit par l'emploi d'un moyen accesssire faisant office de garrot permanent, comme dans les autres observations Alors la vie met plus ou moins de temps à s'éteindre, faute de secours qui réussiraient la plupart du temps à la ranimer, et elle cesse conformément aux idées que Fodéré exprime dans le passage cité de l'ancien *Dictionnaire des sciences médicales*.

Mais, puisqu'il est tout aussi facile de se donner la mort par strangulation que par suspension, pourquoi la rareté du premier genre de suicide, comparativement au second? Cela tient à l'habitude, à l'imitation si puissante sur toutes les actions des hommes, et aussi aux idées du vulgaire sur ce sujet. On croit généralement qu'on ne peut se pendre complètement et sans risque de manquer son coup, si les pieds touchent à terre : aussi, la majeure partie des cas de suspension incomplète n'ont-ils été observés que chez ceux qui n'avaient pu faire autrement, plus rarement chez des individus dont la triste instruction à cet endroit était plus avancée que celle des autres.

Quant à la strangulation volontaire, très-peu de personnes croient à sa possibilité, et cette opinion existe même dans les classes les plus éclairées. Sans cette persuasion, nul doute qu'on la verrait se répéter bien plus souvent, car elle n'exige aucun apprêt qui éveille le soupçon : en tout lieu, à toute heure, il suffit d'un cordon, de sa cravate, d'un bout de ficelle et d'un brin de bois, ou même des premiers moyens seulement. Dans certaines villes d'Espagne, à Cordoue, par exemple, rapporte M. Villermé, éclairés sur la valeur du procédé, puisque c'est le supplice du pays, les suicidés ne se sont pas pendus, *ils se sont garrottés*. Chez nous, c'est la ressource dernière et désespérée d'individus énergiques, déterminés à en finir avec la vie, et auxquels un emprisonnement rigoureux ou une surveillance de chaque instant a enlevé tout autre moyen d'action.

Peut-on toujours distinguer sur un strangulé le suicide de l'homicide, et par quel moyen arrive-t-on à cette distinction?

Non, il s'en faut de beaucoup que cette distinction soit toujours possible, et, pour la strangulation comme pour la pendaison et la submersion, il peut y avoir, après un assassinat, absence totale de preuves qui le caractérisent (1). Il en est des criminels comme des suicides. Chez certains d'entre eux, une ruse vraiment diabolique a été mise en jeu pour déjouer toute la sagacité humaine et rendre inutiles les investigations les plus soigneuses. S'il n'existe aucunes marques de violence autres que celles que le défunt a pu se faire lui-même; si les vêtements ne présentent ni déchirure, ni désordre indiquant une lutte antérieure à mort, comment l'attribuer à des mains étran-

---

(1) Il est à remarquer que chez aucun des sujets qui ont succombé à la strangulation sans suspension, on ne mentionne de traces d'érection, ni d'émission de liqueur séminale; qu'il en est de même chez les individus morts de strangulation par suspension incomplète. Il semblerait en résulter que ces phénomènes devraient être attribués à une distension de la moëlle alongée dans le cas où le corps entier est suspendu et exerce un tiraillement violent sur les articulations vertébrales supérieures, à plus forte raison quand un corps étranger vient se surajouter à celui du corps, comme cela a lieu par le fait du bourreau dans le supplice de la corde. Nous ne donnons pas d'ailleurs cette conjecture comme une solution définitive de la question, mais nous appelons sur elle toute l'attention des praticiens.

gères? C'est alors qu'on a recours aux preuves physiques et rationnelles, enfin à l'examen scrupuleux des signes qui distinguent le suicide de l'homicide en général, et sur lesquels tous les auteurs de médecine légale se sont assez étendus pour que nous nous dispensions d'en parler.

Rappelons seulement que, plus d'une fois, il arrive à l'instruction de marcher incertaine au milieu des ténèbres, sans pouvoir en sortir, entourée de circonstances qui semblent toutes concourir à augmenter l'embarras où elle est; surtout si le cadavre a été trouvé dans un lieu isolé, d'où aucun bruit ne pouvait être entendu, où aucun secours ne pouvait être porté. Mais, là où s'arrêtent la science et les lumières qui en découlent, l'expert doit aussi s'arrêter. Mieux vaut alors un aveu franc de l'impuissance de l'art, dans l'occasion, que des conclusions mal assises, que des conjectures hasardées, dont le moindre inconvénient serait un démenti authentique quand viendraient des experts nouveaux choisis dans les sommités de la science. C'est surtout dans des circonstances de cette nature que le médecin légiste doit arriver exempt de toute prévention et bien décidé à ne céder à aucune suggestion étrangère.

Et pour joindre l'exemple au précepte, sans aller le chercher ailleurs que dans nos observations, admettons que Maître, qui n'a été seul qu'un quart-d'heure, tout au plus (Observ. XII), tandis que ses enfants étaient sous les yeux de témoins nombreux; que Maître, dont on a suivi presque toutes les actions *de visu*, puisqu'on l'a trouvé expirant peu après avoir entendu tomber la scie qu'il venait de démonter pour exécuter son projet; admettons, disons-nous, que cet homme ait été perdu de vue toute la soirée, que le bruit de la scie tombant à terre n'ait pas été entendu, que le corps n'ait été retrouvé que le lendemain matin, au-dessous de cette corde sans nœud ni lacet coulant, avec laquelle il n'avait aucun rapport, à côté de la clé de la scie, tous objets placés là comme moyens d'explication; supposons encore, ce qui est tout naturel, tous ses enfants fatigués de la journée, retirés chez eux pour se reposer, ne pouvant produire aucun témoignage de l'emploi de leur temps pendant toute la nuit, ce qui est plus naturel encore; voyons, en opposition à ce tableau, l'instruction soupçonneuse, menaçante, après les scènes de division qui venaient d'avoir lieu dans la famille, repoussant, par le même motif, l'idée d'un suicide si difficilement admissible avec de semblables circonstances, fortifiée dans ses préventions par ce crucifix placé sur une table, à côté du chapeau et de la cravate de Maître, apprêts qui semblent si peu en harmonie avec les dispositions d'esprit d'un homme qui va se suicider ; ajoutons, enfin, les empreintes circulaires, profondes, de la corde double au-dessous de la partie moyenne du cou, l'application violente du garrot manifestée par le froncement du cou, au-dessous de l'angle maxillaire gauche, et les idées suggérées par cette constriction qui a été assez forte pour donner la mort, bien qu'elle ait cessé à l'instant même, combien d'experts, nous le demandons, nous tous les premiers, n'auraient pas été dans le doute sur la vraie cause de la mort, si l'instruction n'eût pas exclu la possibilité d'un meurtre ? Combien d'autres, même, ne l'eussent pas, sinon admis, au moins fortement soupçonné, sans des preuves tout-à-fait négatives ? Dans cette triste conjoncture, la famille elle-même eût travaillé à sa perte, car elle avait cherché à obtenir une inhumation furtive et précipitée, autant pour soustraire à la connaissance du pays un événement auquel s'attache une idée d'infamie, que pour éviter des frais de justice et d'opérations chirurgicales dont elle se croyait responsable.

Conclusions.

1°. La strangulation, volontaire ou non, peut avoir lieu de trois manières : par suspension complète, par suspension incomplète, sans suspension.

Dans ces trois circonstances, la mort est déterminée par l'apoplexie, par l'asphyxie ou par la syncope, souvent par toutes ces causes réunies.

2°. Le suicide par strangulation sans suspension, réputé inadmissible autrefois, est admis aujourd'hui presque généralement, mais en le considérant comme un fait rare, exceptionnel, et, par cela même, devant toujours donner lieu à des soupçons d'homicide.

3°. Nous avons établi, au contraire, que ce suicide n'a rien que de naturel, que, relativement à la facilité d'exécution et aux explications, il ne diffère en rien des deux autres genres de strangulation; que sa rareté tient, non pas à des difficultés réelles, mais à la croyance générale qui les suppose, et ce qui le prouve, c'est le nombre des individus strangulés par eux-mêmes dans les pays où le supplice du garrot en donne l'idée, et pour ainsi dire l'exemple.

4°. La prévention d'homicide est donc attachée à tort et sans motifs aux cas de strangulation sans suspension. Aussi est-ce un devoir pour l'expert averti des dangers qui peuvent en être la conséqnence, d'aborder, sans aucune idée préconçue, les faits qui peuvent s'y rapporter, et de ne les juger que sur les preuves générales à l'aide desquelles on établit la distinction entre le suicide et l'homicide.

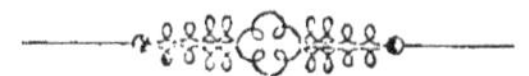

TROYES, IMP. BOUQUOT.

BIBLIOTHEQUE NATIONALE DE FRANCE
3 7531 04130403 2

www.ingramcontent.com/pod-product-compliance
Ingram Content Group UK Ltd.
Pitfield, Milton Keynes, MK11 3LW, UK
UKHW020514180726
13839UKWH00005B/2089